AF557669

Kulenthran

Integrität durch Gravitation und Tensegrität

Raveen Kulenthran

Integrität durch Gravitation und Tensegrität

Unser Körper aus Sicht des Rolfing

KIENER

Inhalt

Vorwort 7

Integrität 9

Gravitation 27

Tensegrität 47

Nachwort 72

Bibliografie 77

Über den Autor 78

Vorwort

Einen Gutteil meines Lebens als Erwachsener habe ich dem Bestreben gewidmet, mich selbst in Beziehung zum Leben zu verstehen. Die vielen Abenteuer, die ich dabei erlebte, brachten mich in ihrer Gesamtheit zu der Erkenntnis, dass ich nur eine Speiche eines riesigen Rads bin. Eine wunderbare Offenbarung aber war, dass das Leben zwar unendlich viel größer ist als ich und vielleicht seine eigenen Pläne für mich hat, dass es mir aber dennoch freisteht zu lernen, ich selbst zu sein.

In dem Bemühen zu lernen, ich selbst zu sein, erforschte ich das hilfreiche Potenzial zahlreicher Methoden. Zwei davon fanden bei mir besonderen Widerhall. Die eine war die Yoga-Arbeit. Die andere war Rolfing. Ich war so fasziniert von der Fülle und Tiefe, die das Rolfing erschließt, dass ich es zu meinem Beruf machte. Seit ich Rolfing beruflich praktiziere, habe ich festgestellt, dass es durchaus auch seine Grenzen hat. Doch trotz dieser Grenzen besitzt es das Potenzial, allen zu helfen, große Höhen zu erreichen, sofern sie es wirklich wünschen.

Dieses Buch fasst in drei Essays die Essenz des Rolfing zusammen und zeigt zugleich, was aus meiner Sicht das hilfreiche Potenzial dieser Methode ist. Die Essays stehen in einer natürlichen Abfolge, doch kann jeder Essay auch eigenständig gelesen und verstanden werden. Ich habe nach besten Kräften versucht, in meinen Essays ein präzises Bild zu zeichnen. Wo mir dies gelungen ist, verdanke ich es allen, die mich bis heute geprägt haben. Wo es mir misslungen ist, habe ich es mir, und nur mir allein zuzuschreiben.

Raveen Kulenthran, Sommer 2018

Integrität

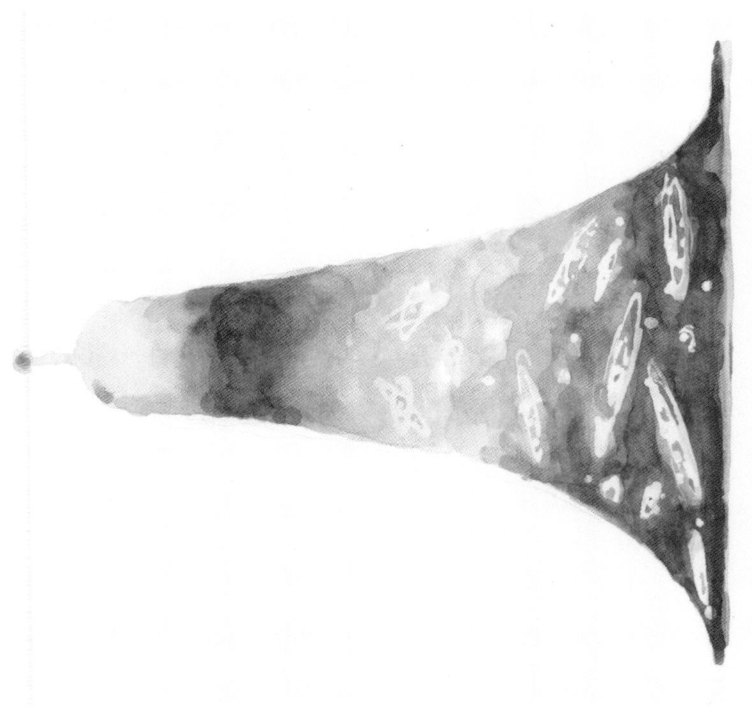

Unser Körper ist nur ein winziger Punkt
in diesem Universum, das unaufhörlich wächst.
Und doch: Wenn wir verstehen, wie unser Körper funktioniert,
können wir vielleicht auch ein klein wenig verstehen,
wie das Universum funktioniert.

Unser Universum und alles, was sich darin befindet, ist eine Kombination aus Materie und Kraft. Die Entstehung der Elementarteilchen, die sowohl die Materie als auch die Kraft definieren, mag Gegenstand metaphysischer Spekulationen sein oder den strengen Gesetzen der theoretischen Physik unterliegen; doch brachten die urzeitlichen Wechselwirkungen dieser Teilchen die primitiven Lebensformen hervor, die als erste die Erde besiedelten.

Bei der Entstehung des Lebens auf der Erde koordinierten sich einzellige Organismen und fügten sich zu höheren Lebensformen zusammen. Die urzeitliche Entwicklung führte von zellulären Organismen zu mehrzelligen Lebewesen und dann zu Tieren. Als der evolutionäre Prozess weiter fortschritt und schließlich zur Geburt der Menschheit führte, verwandelte die allem zugrunde liegende Ordnung athletische Jäger-Sammler langsam – und ein wenig schelmisch – in schwerfällige Einkaufswagenschieber.

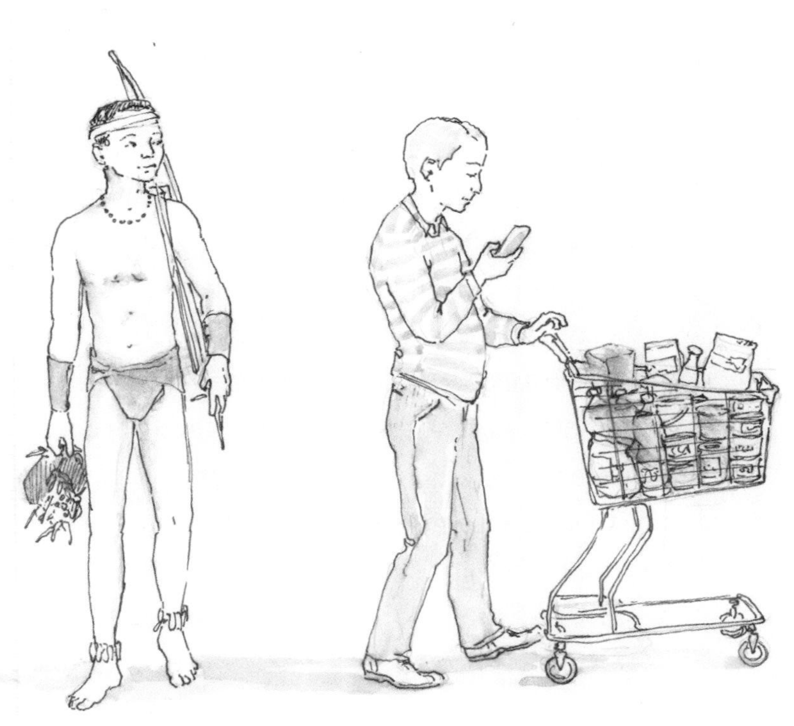

Und wir, diese trägen Einkaufswagenschieber, leben heute noch dazu in einer Welt, die Tag für Tag komplexer wird. Diese zunehmenden Komplexitäten, die durch unsere Beziehungen zum Künstlichen noch vergrößert werden, belasten unseren Umgang miteinander, segmentieren uns als Gesellschaft und lähmen unsere Fähigkeit, das zu zelebrieren, was vielleicht als Einziges wahrhaftig unser ist – unseren Körper.

Die Evolution hat uns einen aufrechten Körper geschenkt. Diese Streckung nach oben legt unsere intime, weiche Vorderseite bloß, einen Teil unseres Körpers, der sehr empfindungsfähig ist. Dies ist zweifellos ein Segen, ermöglicht es uns doch zu fühlen, wenn wir miteinander umgehen; zu spüren, wenn wir nachdenken; und uns zu liebkosen, wenn wir uns fortpflanzen. Jedoch hilft uns die Bloßlegung unserer intimen Vorderseite nicht nur, freudvolle Erfahrungen zu machen, sondern macht uns auch verletzlicher, wenn uns Trauriges widerfährt.

Wenn uns die Trauer überwältigt, krampft sich unser Magen zusammen, was Kräfte in uns aktiviert, die uns panzern und schützen sollen. Wir zeigen eine abwehrende Fassade und versteifen und verhärten uns, indem wir Umarmungen abweisen und nicht vergossene Tränen aufstauen. Wir spüren Druck und Anspannung, und diese Gefühle lösen eine Kette von Ereignissen aus, die unser verkörpertes Wesen deformieren.

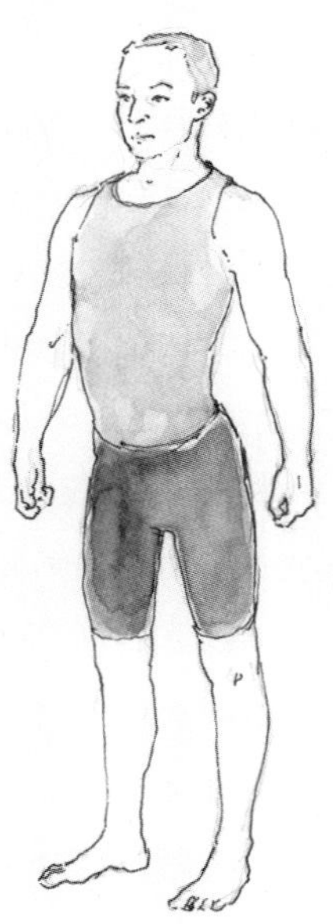

Durch diese Deformierung werden Teile unseres Körpers zusammengepresst, was den freien Fluss unserer Lebensströme behindert. Schlacken beginnen sich abzulagern und verändern nach und nach den Druck in unseren Gewebeschichten und Eingeweiden.

Der Aufbau unterschiedlichen Drucks rührt Stürme in uns auf, sodass die Materieteilchen, die uns definieren, in einen Zustand des Chaos geraten. Falls wir nicht in der Lage sind, diesen Stürmen zu widerstehen und sie schließlich zu beruhigen, geraten wir in innere Konflikte, die uns fragmentieren – bis in den Kern unserer Seele hinein. Und da unser Leben eine Erweiterung unser selbst ist, bringt diese Fragmentierung unser gesamtes Leben in Unordnung.

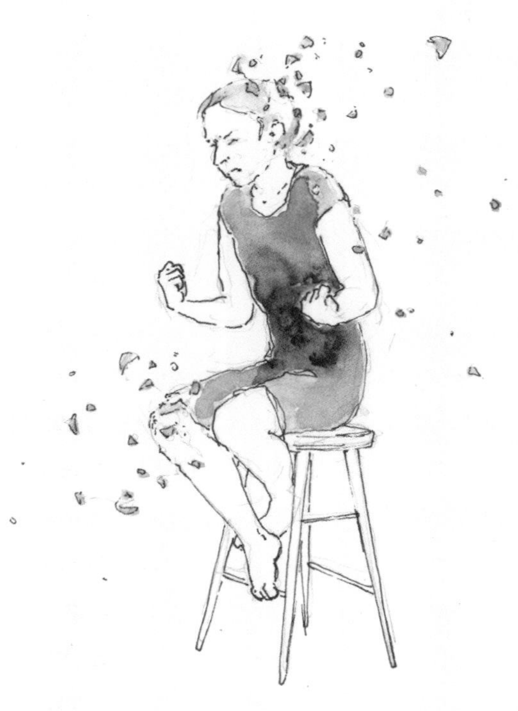

Unordnung entsteht, wenn die Ordnung der Materie durch einwirkende Kräfte beeinträchtigt wird. Wenn sich unser Leben in Unordnung befindet, können wir also den Schluss ziehen, dass der Materieverbund, der unseren Körper bildet, durch einen Konflikt zwischen den inneren und äußeren Kräften gestört ist. Sofern diese Schlussfolgerung zutrifft, dürfen wir hoffen, die Unordnung in Ordnung verwandeln zu können, indem wir diese Kräfte miteinander in Einklang bringen. Dies erfordert allerdings einiges an Arbeit.

Inmitten der Unordnung unseres Lebens für Ordnung zu sorgen, ist eine Lebensaufgabe, die wir schrittweise vollbringen müssen. Am Anfang steht dabei die Erkenntnis, dass wir unsere Vergangenheit zwar nicht ausradieren, jedoch ihre Auswirkungen überwinden können. Diese Einsicht besänftigt die Kräfte in uns und ermöglicht es unseren Materieteilchen, sich zu beruhigen.

Dies befähigt uns, unsere inneren Dämonen spielerisch zu zähmen und Limonade aus den Zitronen zu machen, die uns das Leben gegeben hat. Diese Akte der Selbstermächtigung helfen den zur Ruhe gekommenen Teilchen, sich wieder zu vereinigen.

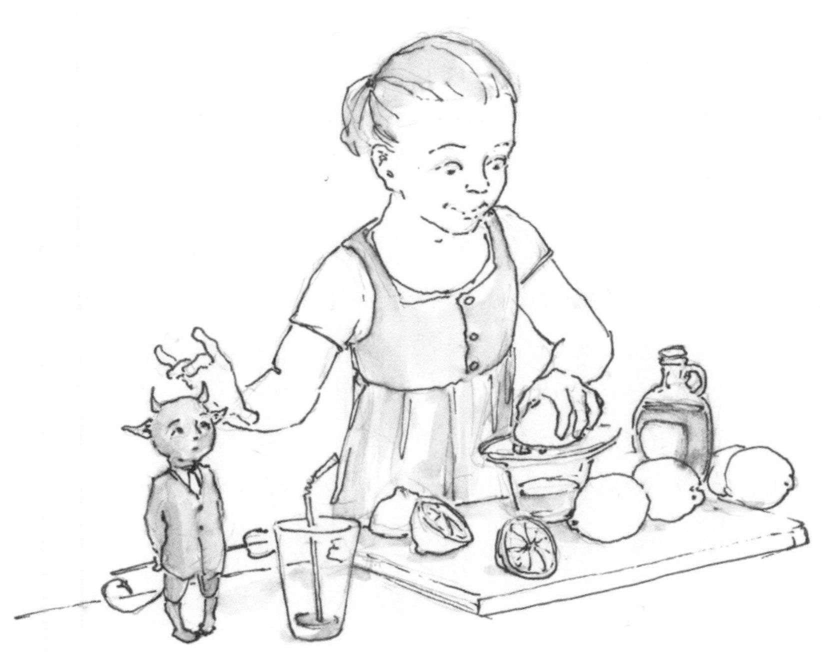

Erst wenn wir die Schritte unternommen haben, die nötig sind, damit die Materieteilchen zur Ruhe kommen und sich wieder vereinigen, werden wir Ordnung schaffen können. Wir beginnen diesen Ordnungsprozess, indem wir die Kräfte, die uns zum Boden ziehen, mit den Kräften in Einklang bringen, die uns anspornen, uns frei in den Raum zu erheben. Dabei können wir Inspiration aus der Vorstellung beziehen, ein Baum zu sein. Ein majestätischer Baum mit tief in die Erde reichenden Wurzeln, die ihm Halt geben und ihn nähren, während er sich gleichzeitig in den umgebenden Raum ausdehnt, voller Lebenskraft und ohne Furcht vor dem Wind.

Wenn wir uns anschicken, den Baum in uns zu entdecken, wird unser Atem tiefer und gleichmäßiger und facht unser Feuer an, das wiederum die abgelagerten Schlacken in uns verbrennt. Befreit von seinen Schlacken, gewinnt unser Körper an Leichtigkeit und Strahlkraft und bringt uns langsam zu dem beglückenden Gefühl zurück, ganz und ungeteilt zu sein – zu dem Gefühl von Integrität.

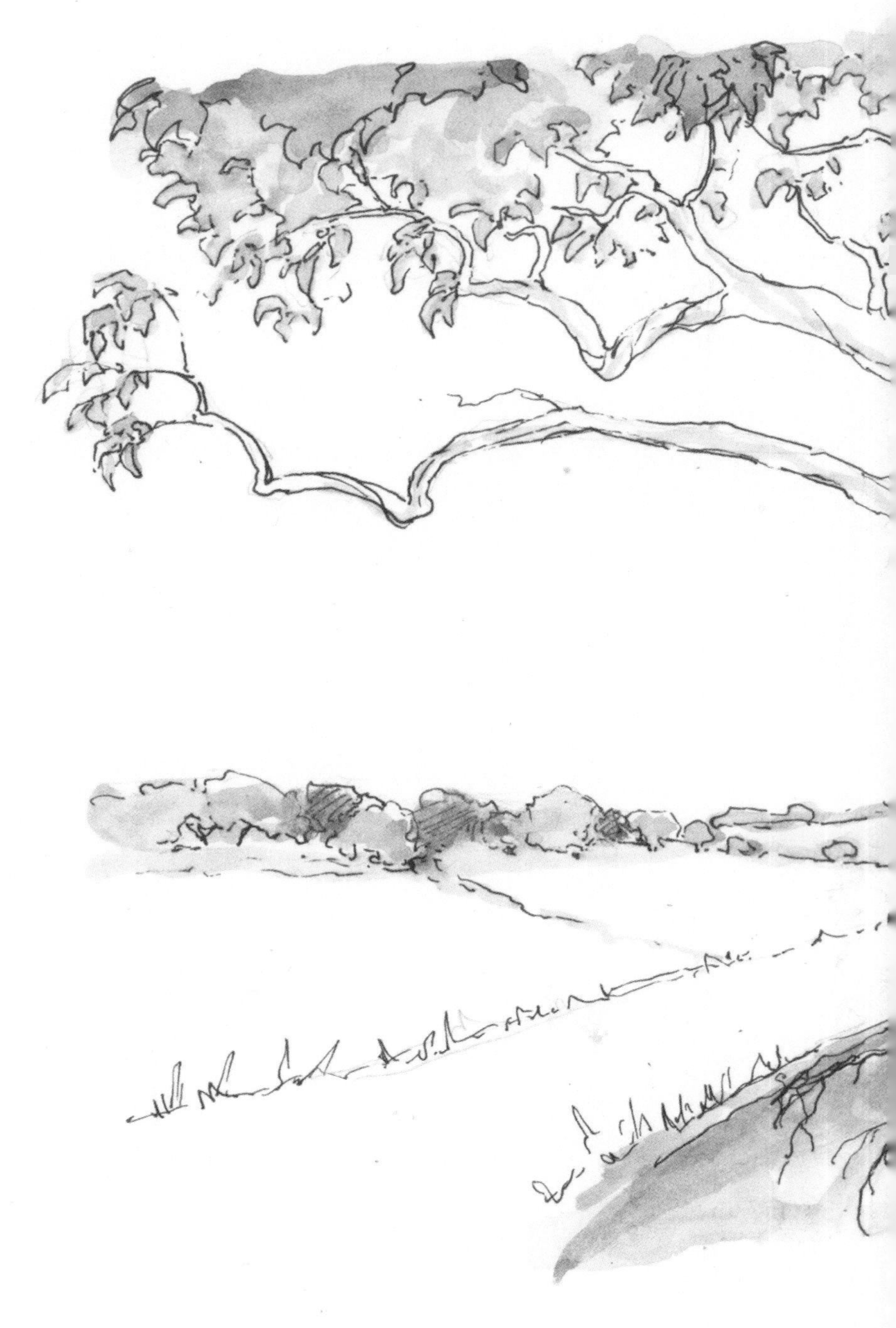

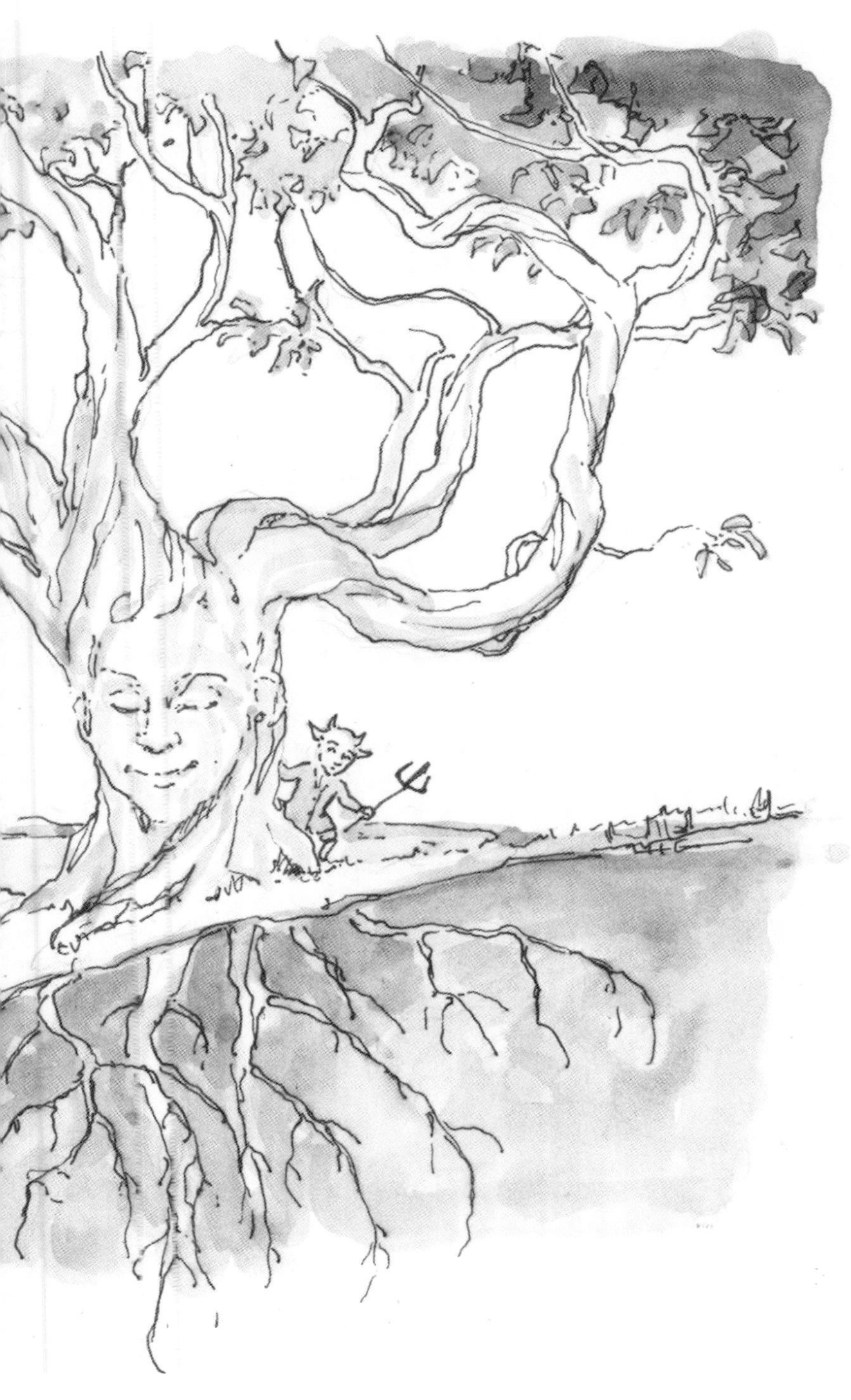

Der Essay „Integrität“ argumentiert, dass wir das Gefühl, ganz und ungeteilt zu sein, nähren können, indem wir die Kräfte in unserem Inneren mit den äußeren Kräften in Einklang bringen. Vereinfacht ausgedrückt, ist diese Harmonisierung eine Verhandlung unseres Körpers mit dem Schwerefeld.

In den folgenden beiden Essays – Gravitation und Tensegrität – wird diese Verhandlung näher beschrieben.

Der Essay „Gravitation“ stellt das Schwerefeld vor und beschreibt anschließend unsere Beziehung zu diesem Feld.

Der Essay „Tensegrität“ geht näher auf diese Beziehung ein, und insbesondere auf ihre Auswirkungen auf unseren physischen Körper. Sowohl in Gravitation als auch Tensegrität sind Ausführungen zum hilfreichen Potenzial der Rolfing-Methode eingeflochten.

Gravitation

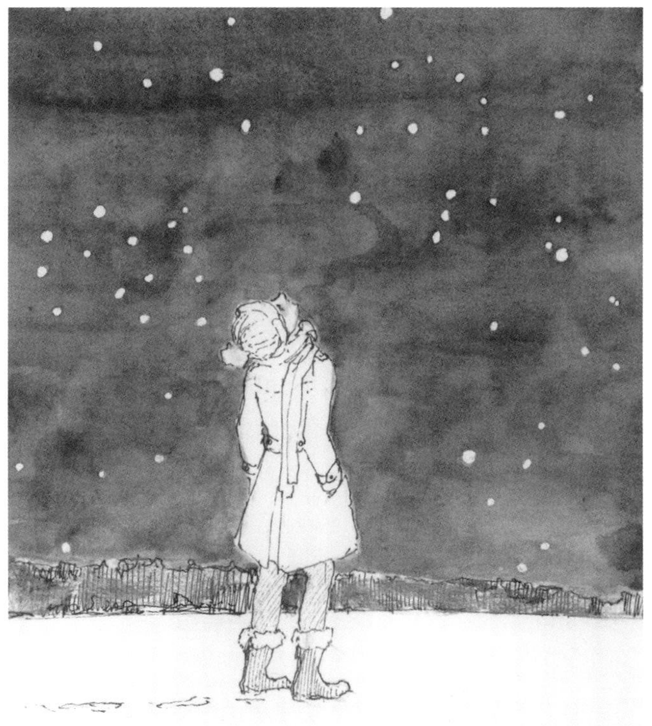

Unser Universum wird von Kräften regiert,
die durch Teilchen übertragen werden.
Eine dieser Kräfte ist die Schwerkraft.
Jedes Teilchen im Universum spürt die Schwerkraft –
auch jener Verbund von Materieteilchen,
der unseren Körper bildet.

Zwei Wissenschaftler, die zu unserem Verständnis der Schwerkraft beigetragen haben, sind Isaac Newton und Albert Einstein. Isaac Newton zufolge ist die Schwerkraft eine Kraft zwischen zwei Objekten, von denen das größere Anziehungskraft ausübt und das kleinere zu sich heranzieht. Wenn zum Beispiel ein Apfel von einem Baum fällt, übt die Erde, die das größte von vielen Objekten in der Umgebung des Apfels ist, die stärkste Anziehungskraft auf ihn aus.

Diese Kraft der Erde zieht den Apfel zu ihrer Oberfläche hin – zum Erdboden. Der Raum, durch den der Apfel gefallen ist, ist laut Newton ein passives, unveränderliches Gewebe. Vorgänge jedweder Art, wie etwa die Anziehung des Apfels durch die Erde, haben keine Auswirkung auf dieses Gewebe. Und umgekehrt hat das Gewebe auch keine Auswirkung auf die Interaktion zwischen der Erde und dem Apfel.

Rund zweieinhalb Jahrhunderte nach Newton entwickelte Albert Einstein mit seiner bahnbrechenden Relativitätstheorie die Newtonsche Vorstellung vom Raum weiter. Für Einstein ist der Raum nicht passiv, sondern dynamisch. Seiner Relativitätstheorie zufolge bilden die drei Dimensionen des Raums gemeinsam mit der einen Dimension der Zeit die vierdimensionale Raumzeit.

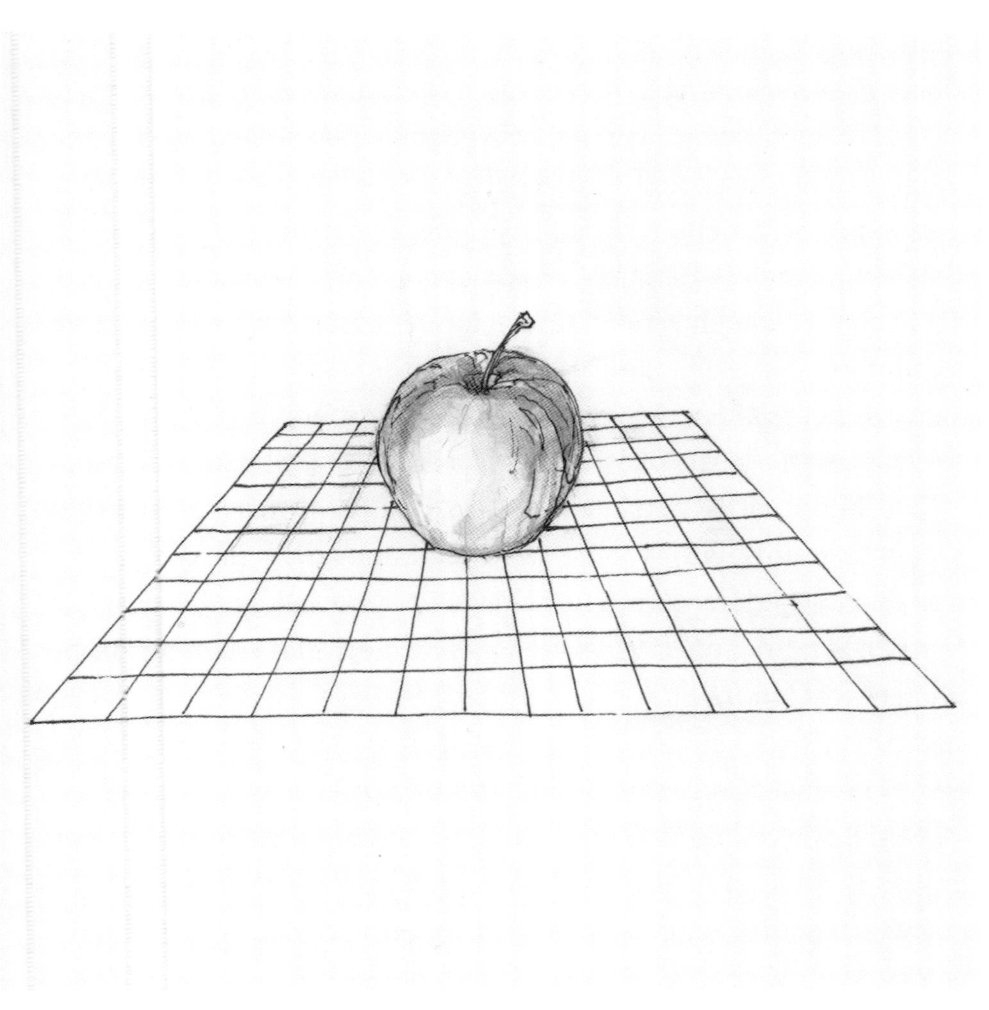

Die Vorstellung einer vierdimensionalen Raumzeit mag uns auf den ersten Blick bizarr erscheinen. Dies liegt zum Teil daran, dass wir durch die Anwendung der klassischen Mechanik darauf konditioniert sind, die Zeit getrennt vom Raum zu behandeln. Sobald wir aber ein wenig darüber nachdenken und dabei unsere alltäglichen Begegnungen in Betracht ziehen, beginnt die Vorstellung doch etwas Sinn zu machen. Wenn wir zum Beispiel vorhaben, uns mit jemandem zu treffen, dann definieren wir den Ort (Raum) und die Zeit für das Treffen. Wird einer dieser beiden Faktoren nicht definiert, kann die Begegnung nicht stattfinden. Wenn wir uns dies vor Augen halten, fangen wir an, uns für Einsteins vierdimensionale Raumzeit zu erwärmen.

Die Raumzeit ist, genau wie Newtons Raum, ein Gewebe. Im Gegensatz zu Newtons Raum wird die Raumzeit in der Gegenwart von Materie jedoch verzerrt. Die Materie wirkt auf das Gewebe ein, verdreht und dehnt es. Gleichzeitig wirkt auch das Gewebe auf die Materie ein und gibt vor, wie sie sich bewegen muss. Wenn man also Einsteins Erkenntnisse zur Relativität mit Newtons Verständnis von Schwerkraft zusammenführt, fällt der Apfel nicht zu Boden, weil die Erde eine mysteriöse Kraft auf ihn ausübt. Er fällt zu Boden, weil er den Kurven und Rillen folgt, die durch zahllose Materiemassen in das Gewebe des Raums eingekerbt wurden. Diese Kurven und Rillen nehmen wir als Schwerkraft wahr.

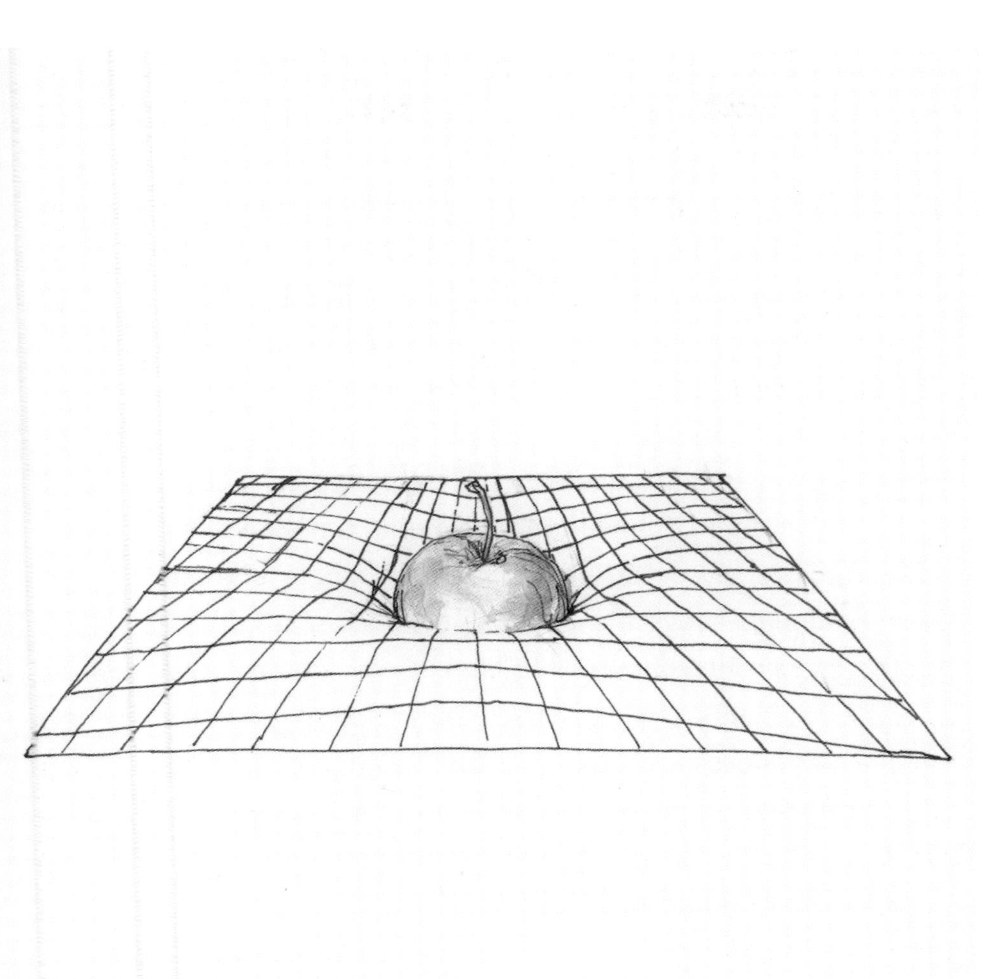

Wenngleich das Genie Einstein unsere Vorstellung vom Raum und somit auch von der Schwerkraft revolutioniert hat, sind die von ihm angenommenen Verzerrungen der Materie zu klein, als dass wir sie im Alltag bemerken würden.

Die Newtonsche Schwerkraft ist unserer unmittelbaren Erfahrung näher. Die Eckpfeiler der Newtonschen Schwerkraft sind die physikalischen Gesetze, die Newton formuliert hat und von denen einige die Grundlage für die mathematischen Berechnungen bilden, die es uns ermöglichen, Raketen in den Weltraum zu schießen. Wenn sich diese Gesetze aber auf Raketen anwenden lassen, dann können wir sie mit Sicherheit auch nutzen, um die Beziehung unseres Körpers zur Schwerkraft zu verstehen.

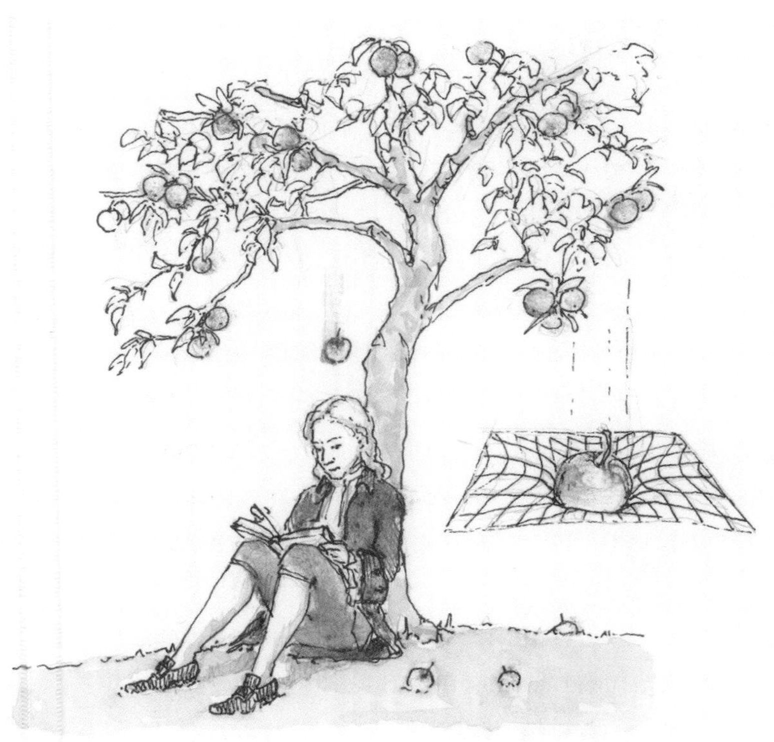

Um die Beziehung unseres Körpers zur Schwerkraft zu begreifen, müssen wir uns zunächst vor Augen führen, dass jede Materiemasse ein Zentrum hat. Da unser physischer Körper grundlegend Materie ist, haben auch wir ein Zentrum. Die Erde, ebenfalls Materie mit einem Zentrum und bei weitem der größte Verbund von Materie, der mit unserem Körper in Beziehung steht, zieht unser Zentrum in Richtung ihres Zentrums. Der gefühlten Erfahrung nach bedeutet dies, dass wir zur Oberfläche der Erde gezogen werden – zum Erdboden. Da wir jedoch beseelte Materie sind, haben wir das angeborene Bedürfnis, uns der Schwerkraft der Erde zu widersetzen, um aufrecht zu stehen.

Um aufrecht stehen zu können, muss in unserem Körper eine gewisse Spannung herrschen. Ohne diese Spannung würden wir zusammensinken. Die Spannung in unserem Körper wird durch Weichteilschichten erzeugt, sprich Muskeln und Bindegewebe. Im Idealfall halten uns unsere tiefsten Schichten beim Stehen stabil und standfest und lassen unseren äußeren Schichten Freiheit zur Bewegung. Dieses Ideal ist die inhärente Menge an Spannung, die nötig ist, um zu gewährleisten, dass unsere Körpermitte effizient zentriert wird. Unsere Körpermitte wird auch unser Schwerpunkt genannt.

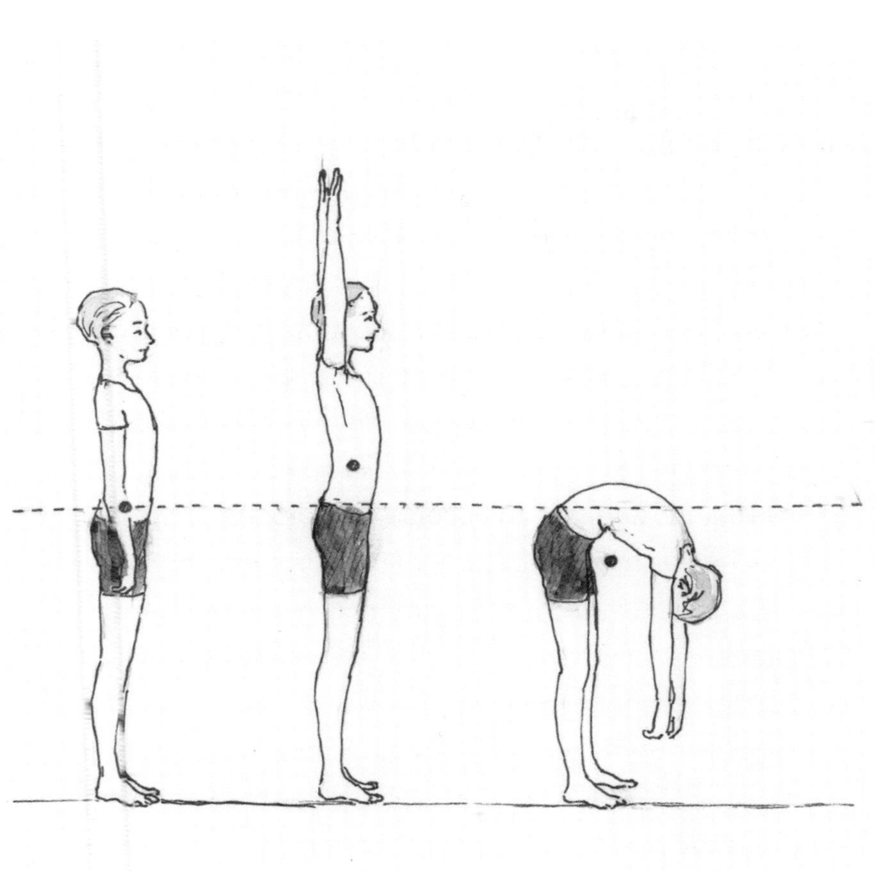

Zentriert zu sein ist jedoch leichter gesagt als getan. Sowohl unsere Interaktionen mit Freunden und Feinden als auch unsere Interaktionen mit Geräten und Vorrichtungen erzeugen Muster in uns. Diese Muster manifestieren sich schleichend in unserem Weichgewebe als ineffiziente Spannungsmuster, die wiederum unseren Körper aus dem Lot bringen. Diese gestörte Ordnung im Körper bewirkt, dass sich unser Zentrum verschiebt, was uns das Gefühl geben kann, aus dem Gleichgewicht zu sein. In der Hoffnung, uns zu stabilisieren, erzeugen wir in unserem Körper eine kompensatorische Spannung, sowohl in der Ruhe als auch in der Bewegung. Dies verschlimmert aber leider unsere ohnehin ineffizienten Spannungsmuster und führt in einen Teufelskreis. Am besten kann man dieses Ungleichgewicht und seinen Zusammenhang mit der Spannung durch ein Beispiel veranschaulichen:

Wir stehen in einem überfüllten Zug, der noch am Bahnsteig hält. Dann fährt der Zug an und beschleunigt zunehmend. In dieser Phase spüren wir vielleicht, dass unser Körper gleichsam nach hinten gedrückt wird, was uns aus dem Gleichgewicht bringt. Um uns zu stabilisieren, greifen wir in den umliegenden Raum, um uns an irgendetwas festzuhalten. Falls das nicht geht, weil der Zug so überfüllt ist, bringen wir uns selbst ins Gleichgewicht. Das tun wir, indem wir uns breitbeiniger aufstellen und die Spannung im Körper verstärken. Zum Glück ist die Beschleunigungsphase des Zugs nur kurz, und so können wir die zusätzliche Spannung zur Stabilisierung unseres Körpers bald wieder lockern.

Der entscheidende Punkt in diesem Beispiel ist, dass das Gleichgewicht unseres Körpers während der Beschleunigungsphase des Zugs durch eine externe Kraft gestört wird, die wir ausgleichen wollen. Zu diesem Zweck haben wir die Kraft in Form einer stabilisierenden Spannung internalisiert.

In unserem disharmonischen, dezentrierten Körper, der durch unsere ineffizienten Muster aus dem Lot geraten ist, hat die kompensatorische Spannung einen ähnlichen Zweck wie die Spannung, die ein Fahrgast in einem schneller werdenden Zug aufbaut. Beides dient dazu, eine Kraft auszugleichen, die die Stabilität des Körpers bedroht. Während man sich in dem schneller werdenden Zug jedoch nur vorübergehend stabilisieren muss, ist die Spannung durch ineffiziente Muster von Dauer. Wenn wir nichts dagegen tun, kann sie dazu führen, dass wir chronische Schmerzen bekommen und anfällig für physische Verletzungen werden. Um solch gravierende Folgen zu verhindern, müssen wir das Problem bei der Wurzel packen. Dazu gilt es, unsere Spannungsmuster im Hinblick auf die Schwerkraftreaktion neu zu kalibrieren.

Diese heilsame Neukalibrierung unserer Spannungsmuster ist eine Verhandlung zwischen unserem Körper und dem Gravitationsfeld. Wenngleich wir durchaus in der Lage sind, diese Verhandlung allein zu führen, kann ein Vermittler dabei sehr hilfreich sein. Ein hervorragender Vermittler in der Verhandlung mit der Schwerkraft ist ein Rolfer, also jemand, der Rolfing praktiziert. Rolfer helfen uns, unsere Spannungsmuster neu zu kalibirieren, indem sie vermittelnd in die Beziehung unseres Körpers zum Boden sowie in die geistige Wahrnehmung des Raums eingreifen – Boden und Raum verstanden als die beiden zentralen Bestandteile des Gravitationsfelds.

Was die Beziehung unseres Körpers zum Boden betrifft, ordnet der Rolfer unseren Körper neu, indem er unsere Faszien – Bindegewebe, die unsere Muskeln umhüllen und durchdringen – mit den Händen bearbeitet. Dabei erhalten die tiefsten Schichten unseres Körpers wieder ein gesundes Maß an stabilisierender Spannung, wodurch die übermäßig angespannten Außenschichten entlastet werden.

Diese Neuausrichtung ermöglicht es uns, Verbundenheit mit dem Boden zu fühlen und Unterstützung von der Erde zu erhalten, sodass wir uns mit neu gewonnener Leichtigkeit durch den Raum bewegen können, der uns umgibt.

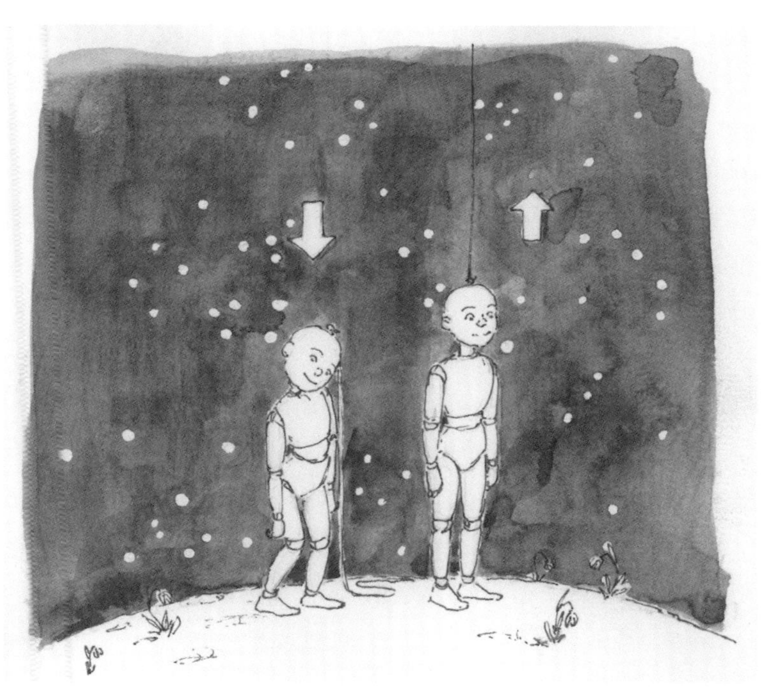

Unser neu geordneter Körper kann uns befähigen, den Raum um uns anders und auf positive Weise wahrzunehmen. Allerdings könnten unsere Erfahrungen aus der Vergangenheit so übermächtig sein, dass die Neuordnung nicht von Dauer ist. Welch machtvollen Einfluss der Raum auf unseren Daseinszustand ausübt, lässt sich vielleicht am besten anhand eines weiteren Beispiels verstehen:

Ein Kind schreckt jeden Abend beim Essen vor einem übergriffigen Elternteil zurück und drückt sich dabei seitlich weg. Im Lauf der Jahre erzeugt dieses Muster des Zurückschreckens in der Wirbelsäule des Kindes ein Spannungsmuster, das zu einer Rotation der Wirbelsäule führen kann. Und gleich, ob sich diese Rotation manifestiert oder nicht – das Kind wird diese Raumwunde ins Erwachsenenalter mittragen.

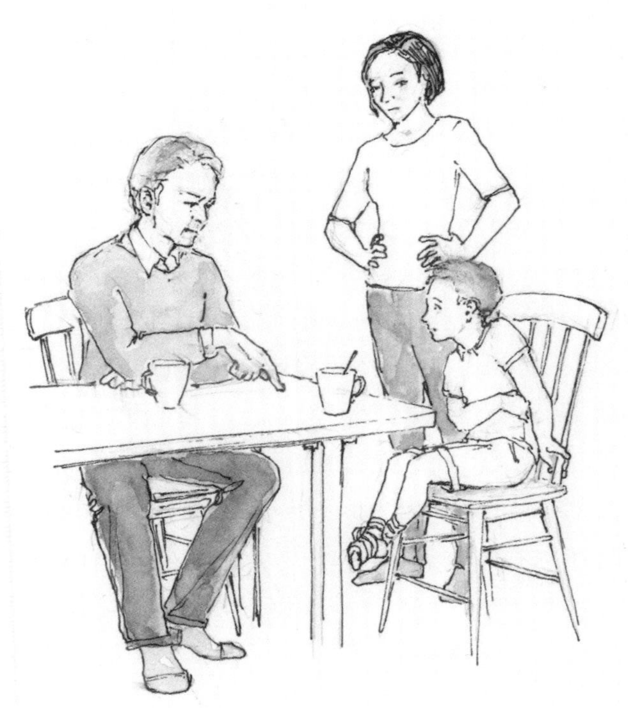

Jeder Einzelne von uns trägt seine eigenen Raumwunden in sich. Ähnlich wie in dem obigen Beispiel manifestieren sich diese Wunden als ineffiziente Spannungsmuster, die durch kleine, subtile Angewohnheiten entstehen, mit denen wir auf die Verwundung reagieren. Und jedes Mal, wenn ein Raumereignis unwillkürlich Salz in die Wunde streut, nehmen wir Zuflucht zu den gleichen kleinen Angewohnheiten, die jedoch unsere bereits ineffizienten Spannungsmuster leider nur noch verstärken. Ein kluger Rolfer ist sich dessen bewusst und wird bei der Arbeit mit einem Klienten versuchen, diesen subtilen Tendenzen entgegenzusteuern, indem er unsere geistige Wahrnehmung neu vernetzt.

Wahrnehmung ist das bewusste Empfinden eines Reizes im Verhältnis zu einem Hintergrund. Da der Hintergrund im Kontext der Schwerkraft der Raum ist und ein Reiz von unseren Sinnen wahrgenommen wird, versucht der Rolfer, unsere Raumwunden durch eine Verfeinerung unserer Sinne zu heilen. Zu diesem Zweck gibt er Hinweise und zeigt Praktiken auf, die unsere subtilen Tendenzen neutralisieren. Wenn wir diese Angebote im täglichen Leben nutzen, eröffnet sich uns eine neue Wahrnehmung des Raums. Langsam, aber sicher werden wir unsere Wunden heilen, indem wir das stützende Potenzial des Raums erkunden. Und bei der Erkundung des Raums, der uns umgibt, täte es uns gut, an Einsteins Erkenntnisse zur Schwerkraft zu denken: Der Raum ist nicht passiv, sondern dynamisch; er ist kein Nichts, sondern ein Etwas.

Tensegrität

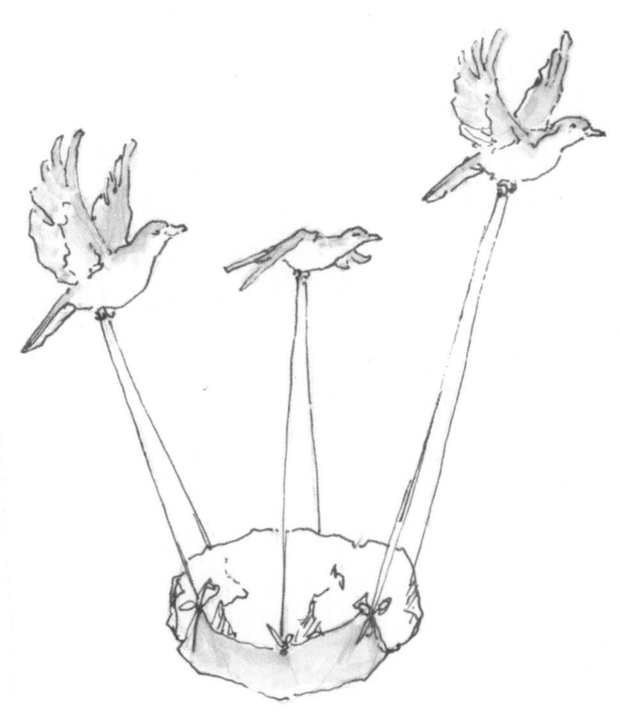

In der Schwerkraft hat unser Körper
die Tendenz, hinabzusinken und
den Wunsch, sich zu erheben.
Diese Neigungen bringt er in Einklang,
indem er integrale Spannung aufbaut.

Rolfing ist eine Behandlungsmethode, bei der es um die Beziehung unseres Körpers zur Schwerkraft geht. In der Praxis bedeutet dies, unseren Körper so auszurichten, dass er Stützkraft vom Boden erhält und im umgebenden Raum gesunde Beziehungen herstellen kann. Diese Neuausrichtung geschieht nach einem Prinzip, das als Tensegrität bekannt ist, und die Substanz, die ausgerichtet wird, sind die Faszien unseres Körpers. Um leichter begreifen zu können, wie sich das Tensegrität-Prinzip auf unseren Körper anwenden lässt und was Faszien sind, müssen wir zunächst unseren Körper besser verstehen.

Der herkömmlichen Sichtweise zufolge ist unser Körper ein Zusammenschluss mehrerer Systeme. Dazu zählen beispielsweise unser Kreislauf-, Verdauungs-, Nerven- und Bewegungssystem. Wir kennen diese Systeme aus dem Schulunterricht, in dem die Lerneinheiten so strukturiert waren, dass wir diese Systeme nun als isolierte Teile unseres Körpers betrachteten.

Die Denkweise, die mit der Reduktion unseres Körpers auf einzelne Bestandteile und dann auf immer kleinere Einheiten einhergeht, hat die Wissenschaftler unter uns befähigt, unseren Körper auf Zellebene zu analysieren. Auf diese Weise hat die Wissenschaft unsere durchschnittliche Lebenserwartung erhöht, hat Krankheiten wie die Pocken ausgerottet und ist weiter dabei, methodisch die vielen Leiden zu erforschen, die uns Menschen plagen. Es hat also durchaus seinen Nutzen, den menschlichen Körper auf seine einzelnen Teile herunter zu brechen.

In unserem Bemühen, die Teile zu beherrschen, haben wir jedoch vielleicht die Tatsache vergessen, dass unser Ganzes mehr ist als nur die Summe seiner Teile. Nicht nur besitzt unser Körper als ein Zusammenschluss von Systemen Eigenschaften, die keines dieser Systeme allein aufweist – der Körper schafft auch die Grundlagen für das Gedeihen unseres menschlichen Potenzials. So mag ein Mensch beispielsweise in der Lage sein, einen Vertrauensbruch zu verdauen, indem er sein in Wallung geratenes Blut durch seinen Atem kühlt und seinen rachelustigen Sinn durch die Vernunft beschwichtigt. Das kann er aber nur rechtzeitig tun, wenn er zuvor die vielen Systeme und Teilsysteme in Gleichklang gebracht hat, die mit seiner animalischen Seite wie auch mit seinem Verstand in Verbindung stehen.

Die Substanz, die die verschiedenen Systeme unseres Körpers zusammenhält, ist unser Bindegewebe. Das Bindegewebe durchdringt den ganzen Körper. Und da unser Körper ein überaus komplexes Kunstwerk ist, überrascht es nicht, dass es viele verschiedene Arten von Bindegewebe gibt. Faserige Bindegewebe werden manchmal als Faszien bezeichnet, doch da verschiedene Definitionen existieren, sollten wir die Faszien besser als einen Teil des Bindegewebes betrachten. Kurz gesagt, alle Faszien sind Bindegewebe, aber nicht alle Bindegewebe Faszien.

Faszien sind eine Substanz, die unsere Muskeln durchdringt und umhüllt und sich auch auf die Membranen erstreckt, in die unsere inneren Organe eingebettet sind. Man kann sich dies als ein Netz vorstellen, das unseren gesamten Körper durchzieht. Dieses Netz besteht aus Kollagen- und Elastinfasern verschiedener Art, die allesamt von Fluid umgeben sind, das als Grundsubstanz bezeichnet wird.

Das Verhältnis von Kollagen zu Elastin ist unterschiedlich, je nach den funktionellen Anforderungen an den jeweiligen Körperbereich. So weisen zum Beispiel die Faszien eines Körperteils, der uns stabilisiert, einen höheren Kollagenanteil auf als die Faszien in Körperteilen, die ihre Form häufig verändern. Faszien in Verbindung mit Muskeln, gleich in welchem Körperteil, werden Myofaszien genannt.

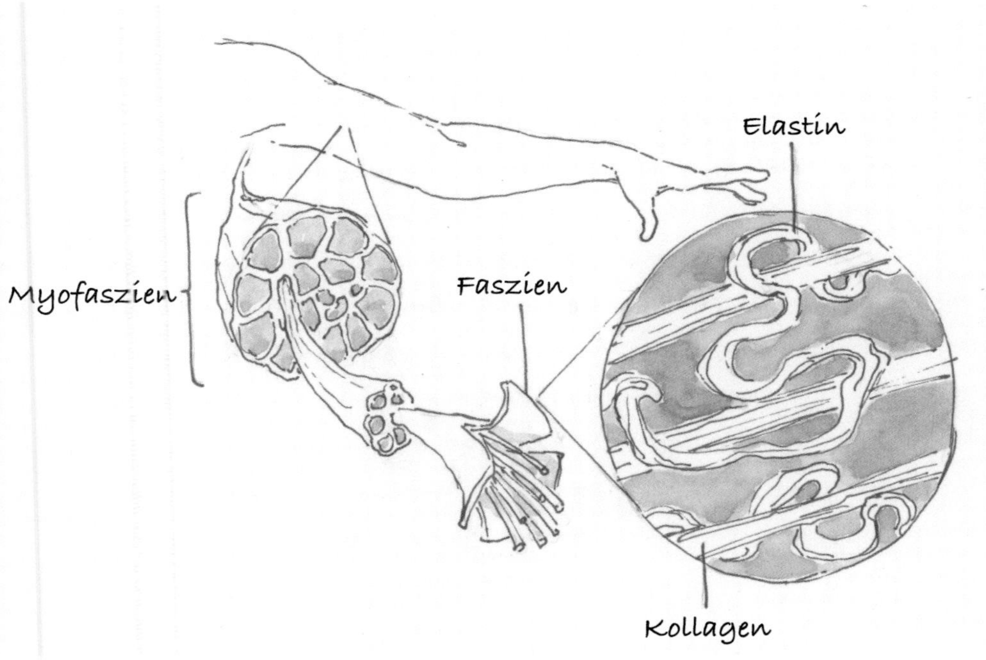
Elastin
Myofaszien
Faszien
Kollagen

Unsere Myofaszien interagieren mit unseren Knochen. Diese Interaktion ist der Kern des Tensegrität-Prinzips. Tensegrität betrachtet unsere Myofaszien als elastisches Element und unsere Knochen als feste Elemente, die sich nicht berühren. Nach dem Tensegrität-Modell „schweben" unsere Knochen also sozusagen innerhalb der Myofaszien. Dieser Vorstellung zufolge sollten wir unseren Körper also nicht als starre Struktur betrachten, sondern als ein fließendes Ganzes, das durch die Spannungskräfte zwischen unseren Myofaszien und unseren Knochen im Gleichgewicht gehalten wird.

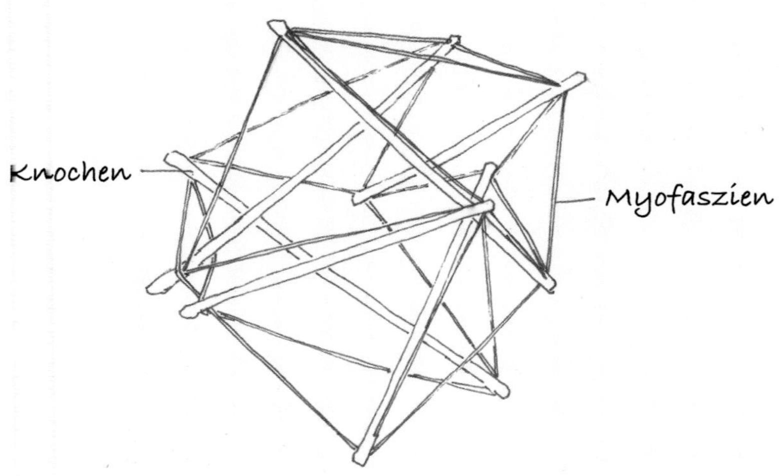
Knochen
Myofaszien

Wenn die Spannungskräfte zwischen unseren Myofaszien und unseren Knochen ausgeglichen sind, richten sich die verwobenen Faszienfasern quer zur Zuglinie unserer Muskeln aus. Dank dieser Ausrichtung kann sich jeder Impuls, der in einem bestimmten Teil unseres Körpers auftritt, gleichmäßig über unseren gesamten physischen Körper verteilen.

So können wir beispielsweise beim Einatmen fühlen, wie sich unser ganzer Körper ins Raumgewebe hinaus ausdehnt, während wir beim Ausatmen spüren, wie er sich wieder in der Erde verwurzelt. Mit anderen Worten, die Beschaffenheit der Expansions- und Kontraktionswellen, die uns durchlaufen, hängt vom Zustand unserer Faszien ab.

Der Zustand unserer Faszien wird beeinflusst von unserem Seinszustand, der sich wiederum aus unserer genetischen Veranlagung, soziokulturellen Konditionierung, beruflichen Tätigkeit und unseren Interessen ergibt. Wir können noch einen Schritt weitergehen und sagen, dass unsere Faszien auch durch unsere psychischen und emotionalen Reaktionen auf Freude und Leid beeinflusst werden. Die Wechselfälle des Lebens sollten wir zwar gerne annehmen, weil sie uns zu dem machen, was wir sind, und zur Tiefe und Vielfalt unserer Beziehungen in der Welt beitragen. Nichtsdestoweniger würde es aber unserem kollektiven Wohl dienen, wenn wir wüssten, dass das Leben auch unseren Körper formt. Abhängig davon, wie das Leben uns formt, kann unser inneres Gefühl von Ganzheit und Integrität möglicherweise ins Wanken geraten.

Wenn das Leben unseren Körper auf eine Weise formt, die das Spannungsgleichgewicht zwischen unseren Myofaszien und unseren Knochen gefährdet, entsteht Stress, auf den unsere Faszienfasern reagieren, indem sie ihre Ausrichtung verändern. Verstärkt sich der Stress, wird zusätzliches Kollagen gebildet, wodurch sich das Verhältnis von Kollagen zu Elastin in der Körperregion verändert, in der sich der Stress manifestiert. Dieses zusätzliche Kollagen dient gewissermaßen dazu, die Belastung zu bewältigen, die durch den Stress entstanden ist. Leider führt diese Veränderung zudem dazu, dass unser Muskelspiel in seinem Fluss behindert wird. Da das Fasziennetz den gesamten Körper durchzieht, muss diese Einschränkung an einer anderen Stelle unseres Körpers kompensiert werden, oft in Form von unnötig angespannten Muskeln.

Wenn der Stress, der sich zu einer kompensatorischen Muskelspannung gesteigert hat, übermächtig wird, kann die gleiche Durchgängigkeit des Fasziennetzes, die diese Spannung bewirkt hat, dazu führen, dass unsere inneren Organe eingeschnürt werden. Dies wiederum beeinträchtigt das Pulsieren der Organe und die Peristaltik, wodurch das Feuer, das unser Leben anfacht, weniger Nahrung erhält. Wenn unsere Lebenslust schwindet, suchen wir möglicherweise Zuflucht in Verhaltensweisen, die uns kurzzeitig Trost spenden. Vielleicht sprechen wir dem Wein übermäßig zu oder geben, noch schlimmer, der Welt die Schuld an dem Zustand, in dem wir uns befinden. Solche Verhaltensweisen verschlechtern unseren Seinszustand. Sie fachen die verbleibenden Hoffnungsfunken nicht an, sondern ersticken sie.

Rekapitulieren wir noch einmal die Kette von Ereignissen, die im Ersticken der Lebensfunken gipfelt. Das Leben formt uns, indem es unsere Muskeln insgeheim dazu verleitet, die mit ihnen verwobenen Faszien zu veranlassen, unsere Knochen zur Veränderung ihrer Position zu verführen. Dadurch verändert sich das Gleichgewicht der Spannungskräfte in unserem Körper. Dies wiederum verändert die Ausrichtung und materielle Beschaffenheit unserer Faszienfasern. Der Versuch, dies zu kompensieren, löst Muskelverspannungen an anderen Stellen unseres Körpers aus und kann auch dazu führen, dass unsere inneren Organe eingeschnürt werden, was ihre Funktion beeinträchtigt.

Diese Ereignisse entfalten sich langsam, aber sicher. In ihrem Verlauf beginnen wir unbewusst, innere Spannungsmuster zu entwickeln. Diese Muster lassen sich definieren als die kombinierte Wirkung verschiedener faszialer Reaktionen auf die lebensbedingten Veränderungen unseres Körpers. Die Spannungsmuster bleiben bestehen, auch wenn wir unsere Muskeln betätigen und unsere Haltung verändern.

Das bedeutet: Wenn wir uns durch irgendeine Handlung ausdrücken, etwa durch eine liebevolle Geste oder eine Hatha-Yoga-Übung, dann wird diese Handlung in dieser oder jener Weise durch unsere persönlichen Spannungsmuster beeinflusst. Mit anderen Worten: Die Art und Weise, wie wir uns durch unsere Handlungen ausdrücken, wird von unserer Vergangenheit geprägt, die ihre Spuren in unseren Faszien hinterlassen hat. Wenn wir also spüren, dass unser Spannungsmuster unsere Fähigkeit beeinträchtigt, authentisch zu fühlen und uns unverfälscht auszudrücken, dann ist unser Spannungsmuster gestört. In diesem Fall wäre es gut für uns, es neu zu kalibrieren.

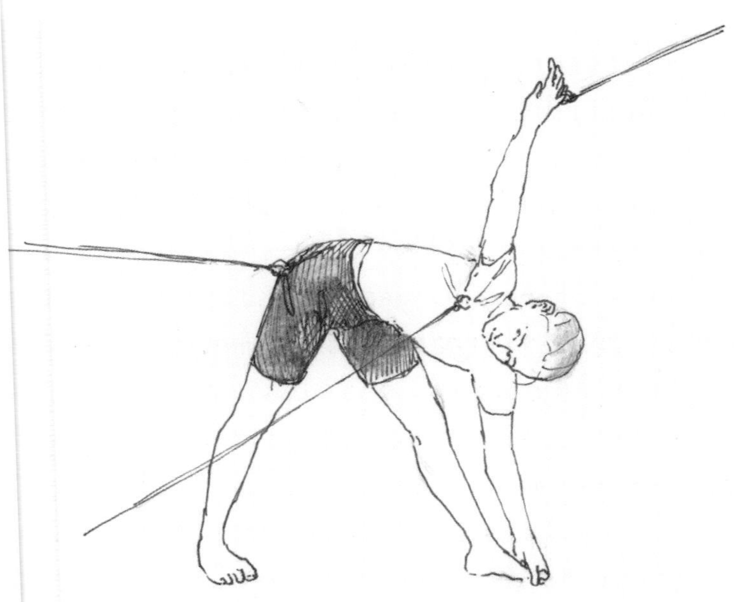

Diese heilsame Neukalibrierung unserer Spannungsmuster ist eine Verhandlung zwischen unserem Körper und dem Gravitationsfeld. Wenngleich wir grundsätzlich in der Lage sind, diese Verhandlung allein zu führen, können wir von etwas Hilfe sehr wohl profitieren. Ein bedachtsamer Helfer in der Verhandlung mit der Schwerkraft ist ein Rolfer, also jemand, der Rolfing praktiziert. Rolfer helfen uns, unsere Spannungsmuster neu zu kalibrieren, indem sie vermittelnd in die Beziehung unseres Körpers zum Boden sowie in die geistige Wahrnehmung des Raums eingreifen – Boden und Raum verstanden als die beiden zentralen Bestandteile des Gravitationsfelds.

Der Rolfer macht zunächst eine Bestandsaufnahme von der physischen Struktur und den subtilen Eigenarten unseres Körpers. Was er auf diese Weise herausliest, gibt ihm erste Einsichten in die Lebenskonflikte, die unserem Körper eingeschrieben sind.

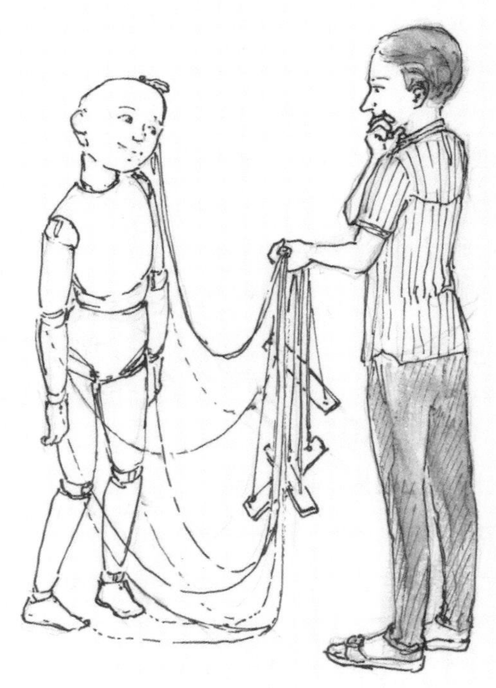

Mit großer Empathie entziffert der Rolfer dann diese Konflikte und erhält so eine Karte unseres Seinszustands. Aus der Tensegrität-Sicht betrachtet, kann der Rolfer mithilfe dieser Karte eine Strategie definieren, die ihm hilft, die Spannungskräfte in ein Gleichgewicht zu bringen, das unseren Bedürfnissen entspricht. Dies tut der Rolfer, indem er Einfluss auf die Substanz nimmt, die einen Großteil unserer Kämpfe und Mühen geschultert hat – unsere Faszien.

Die Faszienbehandlung nach der Rolfing-Methode genießt bei Kennern einen guten Ruf. Dennoch gibt es gelegentlich Gerüchte über die enormen Schmerzen, die das Rolfing in der Praxis angeblich begleiten. Solche Geschichten sind jedoch überholt. Punktum. Wie alles, was nicht in Dogmen verfangen ist, hat sich auch die Rolfing-Methode im Lauf der Zeit weiterentwickelt. Während die Körpersubstanz, um die es geht – also die Faszien – im Wesentlichen dieselbe ist, wurde die Methode verfeinert, nach der die Faszien behandelt werden.

Das moderne Rolfing und seine Methode der Faszienbehandlung berücksichtigt die Nervenströme, die durch unseren Körper fließen. Diese Ströme haben ihre Nebenflüsse in unseren Sinnen und ihre Mündungen in unseren Myofaszien. Unsere Sinne mögen dafür sorgen, dass der Strom fließt, doch die Art unserer Wahrnehmung entscheidet über die Beschaffenheit des Stroms. Diese wiederum hat Auswirkungen auf die Spannung unserer Myofaszien.

Ein kompetenter Rolfer ist sich dessen bewusst. Wenn er mit uns arbeitet, lindert er die Turbulenzen in unseren Nerven, indem er die Rezeptoren unserer Sinne beruhigt, die in unsere Haut und unser Weichgewebe eingebettet sind. Diese Rezeptoren werden als Mechanorezeptoren bezeichnet.

Um unsere Mechanorezeptoren zu beruhigen, übt der Rolfer sanften, aber tiefgehenden und anhaltenden Druck aus. Diese Art des Drucks sorgt dafür, dass unser Körper es begrüßt, vom Rolfer erfühlt zu werden. Vom Körper willkommen geheißen, tastet sich der Rolfer durch die vielen Schichten des Weichgewebes, um an unsere Faszien zu gelangen. Wenn er die Faszien erreicht hat, formt er sie, sodass sich die umschließenden Fasern wieder auf natürliche Weise anordnen und das gesunde Verhältnis von Kollagen zu Elastin wieder hergestellt wird. Diese Bearbeitung unserer Faszien fördert die Rückkehr eines Spannungsgleichgewichts, das den wahren Bedürfnissen unseres Körpers optimal entspricht.

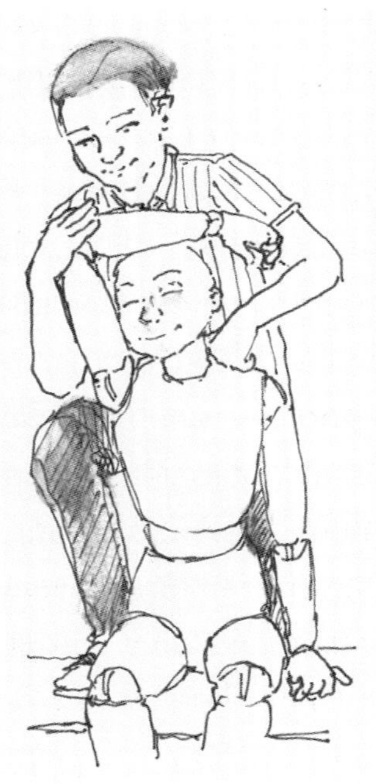

Zusammenfassung: Beim Rolfing werden die Faszien neu ausgerichtet, sodass sich der Körper wieder im Einklang mit der Schwerkraft befindet. Dieses Ausrichten geschieht nach dem Tensegrity-Prinzip, das unsere Myofaszien als elastisches Element betrachtet und unsere Knochen als stabile Elemente, die sich nicht berühren. Bei der Neuausrichtung werden unsere Faszien bearbeitet, um die relative Positionierung unserer Knochen und Muskeln zu beeinflussen und damit einen optimalen Spannungszustand im Körper zu fördern. Dieser Spannungszustand ermöglicht es uns, uns mit dem Boden verbunden zu fühlen und im umgebenden Raum gesunde Beziehungen einzugehen.

Nachwort

Dieses Buch entspringt meinen Überlegungen zu den Kräften, die mich leiten, der Materie, die meinen Körper bildet, und dem Beruf, den ich heute ausübe. Beim Abschluss des Buchs kam mir der Gedanke, dass einige nähere Ausführungen zur Materie und Kraft für den Leser von Wert sein könnten. Dies insbesondere deshalb, weil der erste Essay in diesem Buch – „Integrität" – von dem Zusammenspiel zwischen Materie und Kraft ausgeht.

Materie und Kraft sind eng miteinander verbunden: Die Kraft zeigt der Materie, wie sie mit sich selbst interagieren soll. Da die Kraft mit der Materie durch Atome interagiert – winzigen Einheiten gewöhnlicher Materie –, brauchen wir ein Grundverständnis von der Struktur eines Atoms.

Ein Atom besteht aus einem Kern, um den ein oder mehrere Elektronen schwirren. Die Elektronen zählen zu den subatomaren Teilchen. Innerhalb des Kerns befinden sich zwei weitere Arten von subatomaren Teilchen, die als Protonen und Neutronen* bezeichnet werden. Elektronen sind negativ geladen, Protonen positiv, und Neutronen haben keine Ladung. Teilchen mit ähnlichen Ladungen stoßen sich gegenseitig ab; unterschiedlich geladene Teilchen ziehen sich an. Positives stößt also Positives ab und Negatives stößt Negatives ab, während Positives Negatives anzieht.

* *Sowohl Protonen als auch Neutronen bestehen aus kleineren Teilchen, den sogenannten „Quarks". Quarks und Elektronen sowie einige andere Teilchen, die als Träger der vier Grundkräfte fungieren, werden oft als Elementarteilchen des Universums bezeichnet.*

Doch zurück zur Materie und Kraft. Auf der atomaren Ebene stehen vier natürliche Kräfte in Wechselwirkung mit der Materie: die elektromagnetische Kraft, die starke Kernkraft, die schwache Kernkraft und die Schwerkraft.

Die elektromagnetische Kraft hält die schwirrenden Elektronen in ihren Bahnen um den Atomkern und sorgt so dafür, dass das Atom intakt bleibt.

Die starke Kernkraft hält die positiv geladenen Protonen im Atomkern zusammen, indem sie ihre Tendenz zur gegenseitigen Abstoßung überwindet.

Die schwache Kernkraft hängt mit dem radioaktiven Zerfall des Atoms zusammen.

Die vierte natürliche Kraft, die Schwerkraft, existiert in jedem Atom und ist die schwächste der vier Kräfte. Dennoch ist sie bedeutungsvoll aufgrund ihrer inhärenten Eigenschaften, anziehend zu sein und über große Entfernungen hinweg zu wirken. Dank dieser Eigenschaften fühlen wir die Schwerkraft der Erde, aber nicht die Schwerkraft eines Apfels, den wir in der Hand halten: ganz einfach deshalb, weil die Erde viel mehr Atome enthält als ein Apfel.

In unserem Körper bewirken all diese Kräfte und ihre Wechselwirkungen mit den Atomen, dass Atome sich miteinander verbinden und Moleküle bilden, aus denen sich die Zelle entwickelt, die die kleinste lebende Einheit in unserem Körper ist. Zahllose Zellen verbinden sich miteinander zu Geweben, die ihrerseits wiederum Organe und dann Organsysteme bilden. Die Organsysteme werden durch das Bindegewebe zusammengehalten und bilden gemeinsam unseren Körper. Wenn wir also unseren Körper in seine kleinsten Bestandteile zerlegen, dann besteht er – wie alles andere im Universum – letztendlich aus Materie und Kraft.

Wir können uns die vier Kräfte als Triebkräfte der Veränderung im Universum vorstellen, die mit der Materie in Nah und Fern in Wechselbeziehung stehen. Während die Kräfte ihre Aufgabe erfüllen, besteht unsere eigene Aufgabe meiner bescheidenen Überzeugung nach darin zu lernen, wie wir unsere inneren Kräfte mit dem in Einklang bringen können, was uns umgibt. Da sich die äußeren Kräfte jedoch unserem direkten Einfluss entziehen, bleibt uns nichts anderes übrig, als uns zunächst die Kräfte in unserem Inneren zunutze zu machen.

Wir machen uns unsere inneren Kräfte zunutze, indem wir an uns arbeiten. Diese Arbeit an uns selbst führt zu mehr Stabilität und Harmonie in der Architektur der Atome, aus denen unser Körper besteht. Dies wiederum befähigt uns, sensibler für die Konsequenzen der vielen Handlungen zu werden, die mit unserem anscheinend freien Willen verbunden sind. So sensibilisiert, können wir auch die Kräfte begreifen, die uns umgeben, und das ist eine Voraussetzung dafür, die inneren Kräfte mit den äußeren in Einklang zu bringen. Wenn wir diesen Einklang zu nutzen verstehen, wird das Göttliche in uns mit Sicherheit hell erstrahlen.

Bibliografie

Bücher und weitere Schriftquellen, die die Entstehung dieses Werks inspiriert und beeinflusst haben, sind:

The Art of Vinyasa by Richard Freeman; Shambhala Publications Inc., Boulder Colorado, 2016

A Brief History of Time by Stephen Hawking; Bantam press, London, 1988

Emotional Anatomy by Stanley Keleman; center press, Berkeley California, 1985

The Fabric of the Cosmos by Brian Greene; Vintage Books, New York USA, 2005

Functional Anatomy of Yoga: A Guide for Practitioners and Teachers by David Keil; Lotus Publishing, Chichester, 2014

Rolfing: Re-establishing the Natural Alignment and Structural Integration of the Human Body for Vitality and Well-Being by Ida Rolf; Healing Arts Press, Rochester Vermont, 1989

Fascial and Membrane Technique by Peter Schwind; Elsevier, London, 2006

Fascial plasticity – a new neurobiological explanation: Part 1 & 2 by Robert Schleip; Journal of Bodywork and Movement Therapies (2003) 7 (1), 110–19

Die Inspiration zur ersten Illustration auf Seite 9 dieses Buchs, gab die Abbildung 9.2 im Buch „The Fabric of the Cosmos".

Über den Autor

Raveen, geboren in Schottland und malaiisch erzogen, hat an der Universität Nottingham ein Studium zum Master of Engineering und an der Universität Edinburgh ein Studium zum Master of Science absolviert. Er hat als Spüler in der heißesten aller Küchen geschwitzt, war als Berater für die Öl- und Gasindustrie in der Londoner City tätig und hat aktiv an basisnahen Entwicklungsprojekten in Ruanda, Simbabwe und auf der Insel Borneo mitgewirkt. Wenngleich er alle diese unterschiedlichen Erfahrungen von ganzem Herzen angenommen hat, führte ihn der Unterstrom des Lebens dennoch irgendwie zu seinem heutigen Beruf – dem eines Rolfers. Wenn er zurückblickt und sich zugleich die Fülle und Tiefe seines jetzigen Berufs vergegenwärtigt, dann weiß er, dass ihn sein Lebensweg zu sinngebender Freude geleitet hat. Raveen führt eine private Rolfing-Praxis.

Um mehr über Raveen zu erfahren, besuche bitte seine Website unter: www.raveenkulenthran.com

Kulenthran, Raveen:
Integrität durch Gravitation und Tensegrität
Unser Körper aus Sicht des Rolfing
ISBN 978-3-943324-78-5

Übersetzung: Gabriele Turner
Illustrationen: Asta Caplan, München
Typografie: Kadja Gericke, Arnstorf
Umschlaggestaltung: SpieszDesign, Neu-Ulm
Druck und Bindung: Drukarnia Dimograf Sp. z o.o., Bielsko-Biała/Polen

www.kiener-velag.de